ÉPIDÉMIE

DE

FIÈVRE TYPHOÏDE

A L'ÉCOLE NORMALE

ET AU COLLÈGE DE CLUNY

PAR

J. ROLLET

Professeur à la Faculté de médecine de Lyon,
Vice-président du Conseil d'hygiène du Rhône.

LYON
ASSOCIATION TYPOGRAPHIQUE
F. PLAN, RUE DE LA BARRE, 12.

1887

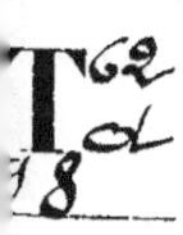

ÉPIDÉMIE

DE

FIÈVRE TYPHOÏDE

A L'ÉCOLE NORMALE

ET AU COLLÈGE DE CLUNY

PAR

J. ROLLET

Professeur à la Faculté de médecine de Lyon.

Vice-président du Conseil d'hygiène du Rhône.

LYON

ASSOCIATION TYPOGRAPHIQUE

F. PLAN, RUE DE LA BARRE, 12.

1887

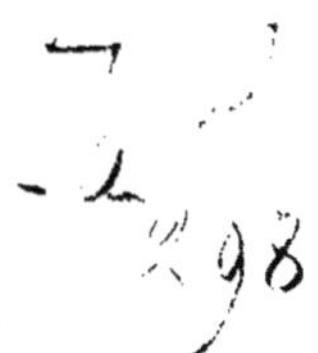

ÉPIDÉMIE

DE

FIÈVRE TYPHOIDE

A L'ÉCOLE NORMALE ET AU COLLÈGE DE CLUNY

Le premier malade affecté de fièvre typhoïde à l'école normale et au collège de Cluny est entré à l'infirmerie le 16 juin 1887. C'était un élève de 14 ans qui n'eut que des symptômes peu graves. Il fut envoyé en convalescence chez ses parents, au bout d'une trentaine de jours ; à ce moment il était complètement guéri. Le 7 juillet, deux autres élèves qui venaient de Lyon, où ils avaient passé un examen, entraient également à l'infirmerie avec les signes de la maladie. Le 8 juillet, deux nouveaux élèves, et, le 9, encore deux vinrent rejoindre leurs camarades, se plaignant des mêmes malaises. La population de l'infirmerie resta stationnaire jusqu'au 12 juillet, mais à partir de ce jour l'épidémie prit plus d'extension. Six, huit, dix élèves arrivèrent quotidiennement à l'infirmerie, et chez tous la maladie s'accentua de manière à ne laisser aucun doute sur son caractère dothiénentérique.

Ces malades furent envoyés dans leurs familles à mesure qu'ils se présentaient à l'infirmerie ; mais l'épidémie s'aggravant, et le nombre des cas augmentant tous les jours, M. Arnaud, médecin de l'établissement, proposa de licencier l'école, ce qui fut fait le 22 juillet. Ce jour-là il n'y avait plus à l'infirmerie que deux malades qu'il eût été impossible de transporter chez leurs parents. Mais les élèves licenciés ne restèrent pas tous en bonne santé, un grand nombre présentèrent dans leurs familles les symptômes typhoïdes, divers employés de la maison tombèrent aussi malades. Voici, au surplus, la statistique complète de l'épidémie.

La population de l'établissement, élèves et personnel, était, au moment de l'invasion épidémique, de 235 individus, presque tous à l'âge qui prédispose le plus à la fièvre typhoïde. A ma première visite à Cluny, l'épidémie était à sa fin, M. le Directeur de l'école me remettait la note suivante :

Nombre des personnes atteintes par l'épidémie :

École :	Pensionnaires	22	sur	68
Collège :	Pensionnaires	56	»	90
	Demi-pensionnaires	12	»	26
	Externes surveillés	8		
	Domestiques	11	»	29
	Maîtres répétiteurs	2	»	10
	Garçons jardiniers	1	»	7
	Lingères	2	»	5
	Chez le directeur	2		
	Chez l'aumônier	2		
	Chez l'économe	1		
	Total :	119		
	Nombre des décès :	12		

Aucun externe libre n'a été atteint. Dans une seule étude de moyens (enfants de 14 à 16 ans) située en contre-bas d'un bâtiment voisin, et bordée par un égout, il y a eu 15 malades et 6 décès.

M. le Recteur de l'Académie de Lyon m'avait délégué le 7 septembre pour visiter l'école si gravement frappée, et j'arrivais avec la mission de rechercher sur les lieux la cause de l'épidémie et les moyens d'en prévenir le retour. Je me mis immédiatement en rapport avec les personnes qui pouvaient le mieux me renseigner, et avant tout je voulus savoir quels étaient les antécédents sanitaires de la ville et du collège.

La petite ville de Cluny se faisait remarquer autrefois par sa salubrité, et c'est seulement l'année dernière, en mai 1886, qu'une épidémie de fièvre typhoïde éclata dans divers quartiers pendant qu'on exécutait sur les égouts un travail de curage. Au seul quartier du pont de l'Étang, du mois de mai au mois d'août, on compta 11 morts. Depuis cette époque, cette maladie ne se montra dans la ville que sous forme sporadique. L'école normale et le collège, qui ne forment qu'un seul établissement, n'ont jamais présenté que quelques cas isolés. Depuis deux ans qu'il est médecin du collège, M. Arnaud n'a jamais observé la fièvre typhoïde, si ce n'est chez deux élèves qui tombèrent malades chez leurs parents pendant les vacances de 1886.

A quelle cause a pu se rattacher l'épidémie qui s'est déclarée ainsi le 7 juillet, après avoir été précédée du premier cas de maladie survenu dans l'établissement le 16 juin, mais resté unique pendant trois semaines ? Évidemment c'est ce premier malade qui a été l'agent originel de l'épidémie, c'est lui qui en a été le point de départ. Mais comment la diffusion de la maladie s'est-elle opérée, par quel intermédiaire a-t-elle passé de la forme sporadique à la forme épidémique ? Et, pour être plus précis, est-il possible de déterminer le milieu qui a servi à l'élaboration des germes morbides, et le véhicule qui les a transportés d'une manière si brusque dans tout l'établissement ?

Les matières fécales de ce premier malade, à défaut de fosses d'aisance, arrivaient dans un égout distant de 3 ou 4 mètres seulement du puits de la cuisine. L'égout qui, de mémoire d'homme, n'avait jamais été curé, offrait aux bacilles un terrain de multiplication extrêmement favorable, un excellent milieu naturel de culture. Quant au puits, non seulement il était bien placé pour les recevoir, mais affecté aux usages alimentaires, il était aussi très propre à les propager. En outre, l'eau du puits, en temps de sécheresse, était refoulée par une pompe dans un réservoir de 10 mètres cubes situé au premier étage, et c'est ce réservoir, alimenté aussi par des sources, qui distribuait l'eau partout dans la maison.

Voilà bien des motifs pour attribuer la propagation de l'épidémie à l'usage d'une eau contaminée; mais d'autre part nous savions qu'une certaine catégorie d'élèves avait été complètement épargnée, et que ces élèves étaient précisément les externes libres qui n'avaient pas fait usage de l'eau de la maison. Les externes surveillés ne prennent pas leurs repas dans l'établissement, mais y passent le temps des récréations, et en été ils boivent l'eau de la maison comme les internes; aussi parmi ces externes surveillés il y a eu 8 malades. Il n'en est pas de même des externes libres, ceux-ci passent le temps des récréations chez leurs parents et ils ne quittent la classe que pour rentrer chez eux; ne buvant pas l'eau du collège, ils n'ont payé aucun tribut à la maladie.

Malgré toutes ces présomptions on était très perplexe à Cluny au sujet de l'origine et des causes de la maladie. On me montra les résultats d'une analyse faite le 22 juillet par M. Bernard, professeur de chimie à l'école normale. Cette analyse comprenait l'examen, au point de vue physique et chimique, de toutes les eaux de l'établissement. Mais quoique très méthodiquement faite, elle n'était pas probante : elle ne pouvait pas l'être, car le bacille d'Eberth ne peut être déterminé qu'à la suite d'analyses micro-biologiques, c'est-à-dire par l'examen microscopique opéré sur des cultures. Celles-ci ont été faites plus tard, au laboratoire de médecine expérimentale, par MM. Arloing et Morat. Quant au travail de M. Bernard, il est assez intéressant sous plusieurs rapports pour que j'en indique les résultats sommaires et la conclusion.

« Les eaux examinées, dit-il, sont : l'eau du réservoir, du puits de la cuisine, du puits de l'atelier, du puits du cercle et celle du puits Monnier; ce dernier est situé en dehors, mais très près de l'établissement.

Voici leur composition :

Degré hydrotimétrique.

Eau du réservoir..........	24°
» du puits de la cuisine..	39°,8-41°-40°
» » de l'atelier....	23°
» » du cercle.....	24°
» » Monnier......	39°

Matières organiques.

Eau du réservoir........	16mg	par litre
» du puits de la cuisine.	31	(deux fois vérifié)
» » de l'atelier..	22,4	
» » du cercle....	35,2	(deux fois vérifié)
» » Monnier....	25,6	

Ammoniaque.

Peu de ces eaux en renferment. L'eau du puits Monnier et celle du puits de la cuisine sont légèrement alcalines au papier tournesol et donnent un dépôt assez abondant, rouge jaunâtre avec le réactif de Nessler ; celle du puits du cercle est légèrement colorée en jaune par ce même réactif.

Chlorures.

Eau du réservoir........	7 à 8mg de chlore par litre
» du puits de la cuisine	130
» » de l'atelier..	40
» » Monnier....	208

Carbonates.

Eau du réservoir........	110mg d'acide carb. p. litre
» du puits de la cuisine	176
» » de l'atelier..	110
» » du cercle...	150
» » Monnier...	110

« L'eau du réservoir est incontestablement la meilleure : degré hydrotimétrique convenable, la moins chargée en matières organiques et en microorganismes, la moins chargée aussi en chlorures. La moins défectueuse est ensuite celle de l'atelier. Quant aux trois autres, elles sont suspectes à divers degrés, celle du cercle par l'abondance de ses matières organiques, et celle de la cuisine et du puits Monnier, tant à cause des matières organiques et des sels ammoniacaux, qu'à cause de leur degré hydrotimétrique trop élevé et des quantités trop considérables de chlorures qu'elles contiennent. »

M. Bernard, sans se prononcer d'une manière absolue, croit que les eaux du puits de la cuisine ont été souillées par des infiltrations. Il propose de renoncer aux puits, de ne se servir que de l'eau du réservoir alimenté, comme nous l'avons dit, mais d'une manière insuffisante, par des sources. Il va plus loin, il conseille de construire à la source même un autre réservoir en maçonnerie d'au moins 100 mètres cubes pour avoir de l'eau fraîche et suffire à tous les besoins de l'école.

Dans le courant du mois d'août une délégation du Conseil d'hygiène publique et de salubrité de Saône-et-Loire s'était rendue à Cluny pour étudier cette grave question : M. Lacroix fit un rapport dont les conclusions, qui m'ont été seules communiquées, furent adoptées par le Conseil dans sa séance du 23 août 1887. Voici les mesures votées par le Conseil comme urgentes et indispensables :

1° Capter quelque nouvelle source pour avoir de l'eau potable à discrétion et faire construire dans le sol à la prise d'eau un réservoir en maçonnerie d'au moins 100 mètres cubes ;

2° Supprimer l'usage de tous les puits ;

3° Réforme de l'aménagement actuel des cabinets d'aisance par l'installation d'appareils inodores, et irrigation continue des urinoirs ;

4° Suppression immédiate du dépotoir situé dans le jardin potager et vœu pour la confection d'un radier concave dans les égouts, lorsqu'il sera nécessaire de les réparer ;

5° Invitation à la ville de Cluny d'assurer constamment le

libre écoulement des eaux d'égout de l'école à leur sortie de l'établissement ;

6° Assurer la bonne ventilation des dortoirs par des cheminées d'appel allant jusqu'à l'air libre ;

7° Assurer la salubrité des classes et des salles d'étude en facilitant l'écoulement des eaux dans les couloirs et les cours.

Quant à moi, en arrivant à l'établissement, je fus tout d'abord préoccupé de l'état des égouts, qui servaient de fosses d'aisance et manquaient complètement d'eau. D'autant plus que dans une seule étude longée par un égout il y avait eu 15 malades et 6 décès. Mais on n'avait sur ce point que des notions incomplètes; ces canaux ne figuraient ni sur la carte de la ville, ni sur le plan de l'école.

La petite ville de Cluny est située sur la rive gauche de la Grosne qui coule au bas de la ville en se dirigeant vers le nord. Un canal de dérivation, servant de force motrice à plusieurs usines, prend l'eau au sud et l'amène dans la direction du nord-ouest près des bâtiments de l'école, en un point dit le Moulin. Un petit affluent de la Grosne, le Médasson, arrivant de l'ouest, vient se joindre en ce même point au canal de dérivation. Là sont des vannes qui permettent d'introduire ces eaux à volonté dans les collecteurs de l'école, ou dans un canal latéral qui les mène directement au lit de la rivière.

Le canal de dérivation et le Médasson parcourent souterrainement une grande partie de la ville. Ils reçoivent, avec les eaux pluviales, les déjections des habitations, car à Cluny il n'y a pas de fosses d'aisance, on pratique le tout à l'égout. Quant à l'école, elle a un système d'égouts très important et qu'on a fini par connaître en faisant des fouilles. Le réseau, soit près des bâtiments, soit dans le jardin, a un développement considérable, d'environ 700 mètres. Deux collecteurs, qui forment au moins les deux tiers de la canalisation, et qui reçoivent tout à la fois les immondices de l'école et une partie de celles de la ville, aboutissent, du côté opposé au Moulin, à des prairies où se répandaient autrefois les eaux résiduales avant d'arriver à la Grosne.

Je fus frappé de l'état d'abandon où se trouvait toute cette canalisation. Non seulement l'eau ne circulait nulle part, mais il y avait une obstruction complète des embouchures des collecteurs, et probablement d'une grande partie des canaux. Les vannes du moulin étaient rouillées et ne se levaient plus ; d'ailleurs, auraient-elles fonctionné qu'il y aurait eu des arrêts et des reflux d'eau, et mieux valait s'abstenir, comme on avait pris le parti de le faire depuis de longues années.

A l'école, comme dans la ville, il n'y a pas de fosses d'aisance et tout va à l'égout. Les cabinets, lors de ma visite, n'avaient pas d'eau. Les cuvettes étaient munies de soupapes métalliques qui ne fermaient pas, et les émanations des égouts, mal interceptées, pouvaient arriver librement dans les cabinets, et de là dans les dortoirs, et dans tous les locaux habités.

Les matières qui encombraient les égouts, comme on a pu le voir quand s'est fait le curage, étaient surtout très abondantes et très fétides près de l'infirmerie et de la cuisine, au voisinage du puits alimentaire. Ces canaux dont le fond est dallé ont été construits en bonne maçonnerie, mais ils étaient vieux, dégradés, et manquaient complètement d'étanchéité. Rien dans leur construction n'était de nature à prévenir les infiltrations et on peut dire que tout le sous-sol, ainsi que l'a démontré l'analyse de l'eau des trois puits de l'établissement, était plus ou moins pénétré de matières insalubres dérivées des égouts.

Dans le rapport que j'adressai au recteur, le 12 septembre, j'insistai beaucoup sur cette insalubrité souterraine, je prescrivis le curage et le cimentage de tous les égouts, ainsi que la réfection des vannes qui devaient permettre de laver les collecteurs. Je demandai aussi que les tuyaux de chute des cabinets d'aisance fussent munis de deux siphons disposés l'un au-dessous du siège, l'autre à l'entrée du tuyau dans l'égout. On devait adapter des fermetures hydrauliques analogues aux conduits des éviers et aux bouches d'égout ouvertes dans les cours. Enfin restait la grosse difficulté, celle d'avoir assez d'eau de source pour suffire à tous les besoins, c'est-à-dire pour se passer absolument de l'eau des puits que je prescrivis de condamner tous.

Autrefois l'établissement de Cluny était alimenté exclusivement par des sources très abondantes, qui donnaient satisfaction à tous les besoins et permettaient même d'avoir dans les cours des eaux jaillissantes. En 1873, à la suite de travaux faits par la ville pour se procurer à elle-même un plus grand volume d'eau, il y eut des pertes, des dérivations imprévues, et la fourniture de l'école en eau de source diminua considérablement. C'est alors qu'on fut obligé de construire le puits de la cuisine et d'établir un réservoir au premier étage de la maison. Ce réservoir, tout en recevant l'eau des sources connues sous les noms de *Concession ancienne* et *Source des moines*, ne se remplissait qu'à la condition d'avoir, comme nous l'avons déjà dit, un supplément d'eau pompée dans le puits de la cuisine. Toutefois, on venait d'en obtenir une troisième désignée sous le nom de *Concession nouvelle*, et on était en train de faire des fouilles pour accroître encore le volume de ces eaux de source que tout le monde jugeait indispensables à l'établissement.

Sans doute il y avait accord sur bien des points entre les diverses délégations appelées à visiter la maison de Cluny, mais il y avait aussi des divergences compliquées encore d'autres propositions faites par l'architecte, qui n'avait pas pu se rendre sur les lieux en même temps qu'elles. Aussi, le 30 septembre, M. le Recteur, avec l'approbation du Ministre de l'instruction publique, nomma une commission spéciale dont faisait partie M. Laisné, architecte de l'école, chargée de lui faire un rapport sur l'état sanitaire de l'établissement et principalement sur les mesures qu'il y avait lieu d'adopter définitivement.

MM. Arloing et Morat, deux des membres de la commission, avaient reçu, dès le 24 juillet, six échantillons d'eau dont ils devaient faire l'analyse micro-biologique. Les résultats de cette analyse ont été communiqués à la commission dans sa séance du 25 octobre. Voici d'ailleurs le texte même du rapport de nos deux collègues :

« A la date du 24 juillet 1887, six échantillons d'eau ont été envoyés au laboratoire de physiologie de la Faculté de médecine pour être soumis à l'analyse micro-biologique. Ces échantillons contenus dans des bouteilles de verre bouchées de liège provenaient de l'école de Cluny, et il y avait à rechercher si l'on trouverait dans quelques-uns d'entre eux ou dans tous les micro-organismes de la fièvre typhoïde.

Ces analyses ont été poursuivies avec le concours dévoué de M. Rodet, dans le laboratoire de médecine expérimentale, en appliquant à cette recherche les méthodes aujourd'hui bien connues (ensemencement de fractions petites et nombreuses de ces eaux dans des liquides de culture, sur de la gélatine, sur la surface fraîchement coupée de certains végétaux, comme la pomme de terre, etc.). La présence de telle ou telle espèce de microbe se reconnaît à une double série de caractères ;

1° Caractères des *colonies* développées à la surface ou dans les milieux de culture ;

2° Caractères des *micro-organismes* eux-mêmes examinés à un fort grossissement et soumis à l'action de certaines matières colorantes. L'analyste se pose parfois un autre problème, celui du nombre, de la quantité de ces germes. L'analyse peut être ainsi, si l'on peut dire, à la fois qualitative et quantitative.

Nous rappelons qu'en ce qui concerne les eaux de Cluny, la question posée était la suivante : Ces eaux contiennent-elles le micro-organisme auquel on attribue le développement de la fièvre typhoïde : microbe Eberth et Cornil, plus récemment étudié par nombre d'expérimentateurs et, point important, découvert par M. Brouardel et ses collaborateurs, MM. Chantemesse et Vidal, dans l'eau qui avait servi à l'alimentation de malades atteints de fièvre typhoïde ?

Après quelques réensemencements, on a vu se développer sur de la gélatine quelques colonies (au milieu de beaucoup d'autres différentes d'aspect) ayant les caractères suivants :

elles étaient arrondies, développées en surface, minces, par conséquent, et transparentes. Ces caractères étaient encore plus tranchés, plus appréciables sur la pomme de terre. Le défaut de coloration et la transparence de ces colonies les rendaient difficiles à voir sur la surface ensemencée où on ne les découvrait qu'après examen attentif. Ce caractère a déjà par lui-même quelque chose d'assez significatif, et, sans être absolu, il indique la possibilité de l'existence de germes typhiques dans les eaux qui ont donné lieu à ce développement de colonies.

D'autre part, les micro-organismes composant ces colonies ont été examinés avec l'objectif de 1/12 de Zeiss : ils se présentaient sous la forme de *bacilles*, la plupart assez gros, courts, animés de mouvements très énergiques, mouvements persistant même après la coloration par les réactifs ordinaires, tels que fuchsine et violet de méthyle. Cette coloration n'est pas uniforme, mais laisse une petite bande claire, transversale dans le milieu du bacille. Il est très important de savoir et de répéter ici que ces caractères morphologiques ne sont pas tellement fixes qu'ils ne puissent se modifier par la culture. Mais ces modifications sont elles-mêmes des caractères pouvant servir à reconnaître et déterminer l'élément en question. Par des cultures successives, le bacille s'allonge, sa forme *bacillaire* devient de plus en plus apparente et tout à fait typique.

Cet ensemble de caractères nous a paru assez démonstratif pour affirmer la présence dans les eaux de quatre échantillons sur six du bacille dit *typhique :* à savoir dans les échantillons n° 4, n° 1, n° 2, n° 3. Il nous a été impossible de le déceler dans les eaux du n° 5 et du n° 6, qui se montraient pourtant *plus riches* que les précédents en micro-organismes de toute nature.

Les renseignements à nous fournis, postérieurement à ces analyses, nous ont appris que les échantillons correspondaient :

Le n° 4. — Puits du cercle ;

Le n° 1. — Eau du réservoir ;

Le n° 2. — Puits de la cuisine ;

Le n° 3. — Puits de l'atelier.

Les résultats de ces analyses faites ainsi sur des numéros et, par conséquent, sans idée préconçue, se trouvent concorder aussi exactement que possible avec les résultats de l'*enquête* sur l'épidémie typhique faite elle-même sans indication des résultats de l'analyse. La contamination des eaux des puits s'explique pour l'un d'entre eux par son voisinage presque immédiat avec l'égout qui recevait les déjections du premier malade typhique. Celle des autres puits s'explique assez facilement par les communications établies par la nappe d'eau souterraine. Celle du réservoir qui est destiné à l'alimentation de l'école et qui ne devait contenir que des eaux de sources provenant de la campagne voisine, loin des habitations et, en tous cas, de régions indemnes de la fièvre typhoïde, s'explique par ce fait révélé par l'enquête que ce réservoir a reçu de l'eau du puits de la cour de la cuisine en quantité notable. En raison de l'insuffisance des eaux de source, une pompe élévatoire prenait cette eau dans le puits et la portait au réservoir : ce dernier se trouvait dès lors contaminé au même degré que le puits lui-même.

Les eaux riches en micro-organismes, très impures à d'autres points de vue que celui de la fièvre typhoïde, représentant les nos 5 et 6, étaient celles de la Grosne, en amont de l'école et celle de la pièce d'eau des cygnes, à peu près stagnante, à l'extrémité du jardin de l'école. Ces eaux ne recevant point directement les déjections des malades, on comprend qu'elles aient pu rester indemnes du germe typhique, ou ne le contenir qu'à un état de dilution rendant impossible la constatation de sa présence.

La constatation de cette infection des eaux a provoqué l'adoption immédiate de certaines précautions destinées à supprimer la cause actuellement connue de l'épidémie et à rendre impossible sa propagation ultérieure. Ces précautions ont tendu naturellement à rendre leur pureté aux eaux de l'établissement en supprimant les causes de contagion. Non seulement la communication avec l'eau des puits a été supprimée, en ce qui concerne le réservoir, mais les puits eux-mêmes ont été l'objet de modifications rendant impossible la prise d'eau pour l'alimentation : ils ont été entièrement condamnés. Le réservoir a été lui-même vidé, brossé avec soin à l'intérieur et repeint, et, après ces précautions, rempli à nouveau exclusivement d'eau provenant des sources de l'école.

La Commission a pu constater ces modifications ; mais désireuse d'être renseignée sur leur efficacité, elle a résolu d'instituer de nouvelles analyses portant sur les eaux du réservoir, analyses qu'elle a cru devoir compléter par d'autres ayant pour objet l'eau prise aux sources mêmes qui alimentent ce réservoir, sources connues sous les noms de *Concession ancienne, Source des moines* et *Concession nouvelle.*

En ce qui concerne ces dernières, elle a cru devoir se borner à une analyse numérative indiquant le degré de pureté de ces eaux à un point de vue général, et non au point de vue restreint de l'existence du germe typhique. Le résultat de ses recherches a été des plus satisfaisants.

Pour deux des sources (Concession ancienne et Concession nouvelle), on n'a rencontré aucun germe dans l'échantillon prélevé, et, dans la troisième (Source des moines), qu'un nombre relativement très restreint, nombre très vraisemblablement encore très supérieur à la réalité, en raison des conditions toujours désavantageuses dans lesquelles se fait le prélèvement des échantillons : rien n'étant plus difficile que de ne pas mélanger des germes extérieurs à l'eau qu'on puise, et cela par les opérations mêmes qui ont pour but de découvrir les *regards* et donner accès à l'opérateur pour recueillir l'eau.

En ce qui concerne le réservoir, le résultat a été bien différent. L'ensemencement, soit sur de la gélatine, soit dans des ballons contenant des liquides de culture, a donné une proportion de germes qu'il est impossible, vu leur grand nombre, d'évaluer exactement, mais qui dépasse le chiffre de 120,000 par litre.

Théoriquement la proportion devrait cependant être la

même que dans l'eau des sources, ou peu différente. Il faut par conséquent que cette eau ait été contaminée dans le réservoir lui-même. Celui-ci, d'une capacité de 10 mètres cubes et de forme cubique, est complètement découvert, et, par conséquent, accessible aux poussières soulevées par l'air et retombant sur une surface de plusieurs mètres carrés.

Évidemment, cette quantité énorme de micro-organismes dans une eau destinée à l'alimentation n'implique pas qu'elle doive contenir le germe typhique ou le germe d'autres maladies ; mais, néanmoins, lorsque des eaux sont à ce point chargées de micro-organismes, elles doivent être rejetées comme eaux potables.

Le remède à cet état de choses paraît d'ailleurs facile. La Commission croit l'avoir trouvé dans l'adoption des trois dispositions suivantes demandées par elle au nombre des travaux à exécuter avant la rentrée des élèves, savoir :

1° Nettoyer et revêtir d'une couche de peinture les parois de la chambre contenant le réservoir, pour éviter autant que possible que les poussières soulevées par l'air s'accrochent aux aspérités de ces parois ;

2° Vider, nettoyer et peindre le réservoir à nouveau ;

3° Adapter au-dessus du réservoir une couverture hermétique, munie d'un filtre garni de coton permettant l'entrée de l'air nécessaire à l'écoulement de l'eau, tout en retenant les germes que cet air peut contenir.

Par l'adoption de ces diverses dispositions, il semble que l'on devra avoir éloigné toute cause de contamination, soit par infiltration et mélange avec d'autres eaux, soit par la voie de l'air, et c'est là une des conditions importantes à remplir pour éviter le retour de semblables épidémies. »

Ce rapport a une grande importance. Il démontre avec évidence ce qu'on n'avait pu admettre jusque-là qu'à titre de présomption, à savoir que la fièvre typhoïde est bien réellement partie de l'infirmerie avec les bacilles d'Eberth, et que de l'égout ceux-ci ont passé dans le puits de la cuisine, et de là dans le réservoir pour constituer une véritable épidémie de maison, propagée par l'eau potable. Mais il a encore une autre portée. Il résulte, en effet, de ces analyses que la Concession ancienne, la Source des moines et la Concession nouvelle donnent des eaux d'excellente qualité et que l'école est assurée d'avoir avec elles une fourniture importante, et surtout irréprochable. Des fouilles sont faites dans la même vallée pour accroître le volume d'eau nécessaire à l'établissement, et l'on peut compter que les sources nouvelles qu'on pourra capter, provenant du même sol, auront les mêmes qualités.

Au moment de l'épidémie, l'eau de source, comme nous l'avons dit, était tout à fait insuffisante, pour les besoins de l'école. La concession nouvelle, d'après les calculs de M. Simonin, agent-voyer de la ville de Cluny, aurait déjà doublé l'ancien volume d'eau, qui serait de 28 m. cubes. par jour. La Commission a demandé encore davantage, et en raison de l'intérêt qu'elle attachait à cette question, elle a voulu se rendre compte elle-même, sur les lieux, de l'état actuel des sources et des travaux entrepris pour faire les nouveaux captages. M. le Recteur, président de la Commission, et tous les membres présents à la séance du 6 octobre, à Cluny, se sont transportés près des fouilles, avec M. le Maire et l'agent-voyer. Les travaux étaient encore peu avancés, mais tout fait espérer qu'ils auront les résultats prévus par M. Simonin, qui compte ainsi doubler à peu près le volume des eaux de sources déjà disponibles. On aura, suivant lui, 40 à 50 mètres cubes d'eau par jour, ce qui, pour une population de 250 personnes, équivaut à près de 200 litres par tête et par jour.

La Commission s'est réunie de nouveau à Cluny, le 25 octobre, sous la présidence du Recteur, et en présence de l'architecte, et cette fois encore elle a pu faire d'importantes constatations. Le curage des égouts que j'avais demandé comme une mesure très urgente dans mon premier rapport venait d'être achevé. On avait extrait de ces canaux de grands tombereaux de résidus solides ou liquides putréfiés, beaucoup de terreau et de matières encombrantes qui obstruaient quelques-uns d'entre eux complètement. Les bouches des deux collecteurs avaient été dégagées et réouvertes, car elles étaient entièrement fermées avant les travaux. Les collecteurs étaient libres dans tout leur parcours, et comme on avait réparé les vannes du moulin, on avait pu diriger dans ces conduits de l'eau en abondance : en sorte qu'il est bien établi maintenant que leur lavage sera facile en tout temps par cette seule prise d'eau. En outre, le courant d'un des collecteurs traverse la pièce d'eau des cygnes, située au bas du clos, avant de déboucher hors de l'établissement. Cette circonstance ne peut qu'être favorable à la salubrité en faisant cesser la stagnation dans une pièce d'eau peu éloignée des habitations, qu'on avait surnommée, non sans raison, l'étang.

Enfin, le déblaiement des bouches des deux collecteurs a été complété par le curage des fossés extérieurs qui conduisaient les eaux dans les prairies où elles servaient jadis, et où elles vont servir de nouveau à l'irrigation. Nous avions, dès le principe, considéré ce travail comme très utile, indispensable, et c'est avec une grande satisfaction que nous avons vu ainsi rétabli le système d'épuration et d'utilisation agricole des eaux d'égout, si apprécié aujourd'hui des hygiénistes, et qui date probablement, à Cluny, de l'époque reculée où florissait la vieille abbaye.

Quant au cimentage des égouts, nous n'avons pas eu à en constater les résultats, car on en a ajourné l'exécution aux vacances. L'architecte a émis l'avis que ce travail ne pouvait être exécuté convenablement qu'en été, et la Commission a voulu qu'on ne l'entreprît qu'en l'absence des élèves. Elle avait d'abord déclaré que la rentrée des classes ne devrait avoir lieu qu'après cette opération, mais elle a cru pouvoir lui assigner nonobstant une date prochaine, en voyant que la plus grande partie de la canalisation était dès à présent lavée à grande eau, et que le reste le serait bientôt. Le cimentage des égouts a surtout pour but de les rendre étanches et de protéger la nappe souterraine contre les infiltrations, mais il perd son caractère d'urgence absolue, du moment qu'il est possible d'avoir de l'eau en quantité suffisante sans faire aucun emprunt à cette nappe.

Toutefois si le sol doit être mis à l'abri des infiltrations liquides des égouts, les habitations ne doivent pas être soustraites avec moins de sollicitude à leurs émanations. M. Laisné a complètement adopté à ce sujet l'avis de la Commission. Les siphons sont prêts, et probablement ils sont placés aujourd'hui sur tous les points où on les a jugés nécessaires. Mais ils constituent des fermetures hydrauliques, et ils ne peuvent bien fonctionner qu'avec une abondante distribution d'eau. En premier lieu, l'eau devra arriver en quantité suffisante dans tous les cabinets d'aisance et dans les urinoirs, il en faut aussi pour alimenter les lavabos des dortoirs, et pour ces services, et pour d'autres encore, l'eau du réservoir du premier étage ne fera pas défaut et ne laissera rien à désirer. Mais cette eau n'est pas fraîche en été, puisqu'elle a atteint dans cette saison 20° et même plus. La Commission a pensé qu'il était nécessaire d'avoir au rez-de-chaussée, pour servir à la consommation des élèves et du personnel, de l'eau à une température voisine de celle des sources à leur origine. L'architecte a reconnu de son côté qu'il était possible, par des agencements peu compliqués, de faire arriver cette eau fraîche par un certain nombre de robinets à la cuisine et dans les cours. Après avoir servi à ces différents usages toute l'eau de la maison arrivera dans les égouts qu'elle contribuera à laver, et où elle entretiendra un courant continu.

Sans doute les collecteurs, comme je l'ai fait remarquer, reçoivent les eaux résiduales, non seulement du collège, mais encore d'une partie de la ville ; mais depuis la réparation des vannes du moulin, ils peuvent être lavés sans interruption par les eaux de la Grosne et de son affluent. Il ne reste donc à pourvoir d'eau que les petits égouts affectés presque tous à l'usage exclusif du collège. Aussi la fourniture projetée, si elle est bien aménagée, comme nous l'espérons, suffira pour assurer leur salubrité ; d'autant plus qu'en es cimentant on aura soin de rendre leur pente uniforme par des nivellements et des raccords, et de leur faire une cunette concave en effaçant leurs angles. C'est la forme reconnue la meilleure pour faciliter le lavage du conduit et l'entraînement rapide des matières.

La Commission a demandé encore d'autres améliorations, mais plus accessoires, et qu'il est inutile d'exposer ici. Il y en a une pourtant à mentionner, c'est celle qui consistera à élever jusqu'au-dessus du toit des bouches d'aérage, qui en ce moment ne dépassent pas les combles, et qui doivent compléter la ventilation des dortoirs. On avait cru d'abord que cette disposition nouvelle pourrait amener des courants d'air tout au moins désagréables, et on allait y renoncer quand M. Laisné a proposé, avec l'approbation générale, l'emploi d'un correctif très ingénieux, consistant à munir ces ventouses de carreaux de verre perforé (système Trélat et Herscher), qui renouvelleront l'air sans laisser passer aucun filet sensible.

En définitive, avec des égouts étanches et bien lavés, avec l'interception de toute communication aérienne entre ces canaux et la maison, avec des cabinets d'aisance et des urinoirs largement irrigués, et des eaux de sources abondantes et d'excellente qualité, l'établissement de Cluny ne saurait manquer de recouvrer de suite toute son ancienne salubrité.

www.ingramcontent.com/pod-product-compliance
Lightning Source LLC
LaVergne TN
LVHW020010170826
845677LV00022B/1087
9782329640150